I0414428

Introducción

Una de las dietas más conocidas en el mundo hace referencia a la exclusión total o parcial de carbohidratos de las comidas. Este tipo de dieta se denomina dieta cetogénica e implica numerosos beneficios, tanto en el cerebro como a nivel nutricional.

La dieta cetogénica se basa de hecho en las funciones del cuerpo humano, en sus reacciones y en el concepto de pasar de un metabolismo glucídico a uno lipídico . Esta variación, que se obtiene solo después de alcanzar el estado de cetosis, posibilitando la eliminación de grasas procedentes de los tejidos musculares, permitiendo así, que el cuerpo cree energía desde el interior, sin obtenerla de los alimentos. Por lo tanto, es un enfoque que debe adaptarse al estilo de vida del paciente, y que debe seguirse de manera estricta, para poder lograr los mejores resultados. El cambio metabólico se produce gracias a la importante tarea realizada por una enzima, el AMPK, que desempeña el papel principal en esta dieta.

Si la dieta cetogénica se implementa y se realiza correctamente, los beneficios serán múltiples y no solo afectarán a la pérdida de peso. Al mismo tiempo, es necesario monitorear constantemente la evolución metabólica del paciente, para evitar crear situaciones indeseadas y perjudiciales.

Capítulo 1 - La dieta cetogénica

La dieta cetogénica no es más que una terapia nutricional particular que proporciona la reducción, en ocasiones de forma decisiva, de la cantidad de carbohidratos que se consumen diariamente.

El propósito de la dieta cetogénica es inducir a aquellos que dependen de ella para experimentar la cetosis. Este estado solo se puede lograr al ingerir una cantidad diaria de carbohidratos inferior a 100 gramos.

Pero la dieta cetogénica también tiene otros matices. De hecho, se considera uno de los métodos principales y más eficaces para combatir la obesidad, naturalmente detrás de la consulta de un médico nutricionista. Además, la dieta cetogénica se utiliza cada vez más también en el campo terapéutico.

La idea que guía este tipo de dieta es el intento de inducir al cuerpo a producir independientemente la glucosa necesaria para que el ser humano sobreviva. De esta manera, se crea un mayor consumo de energía que puede reducir el tejido adiposo.

1 – El nacimiento de la dieta cetogénica y su evolución

El nacimiento de la dieta cetogénica es bastante reciente. Realmente la idea de llevar el cuerpo humano al estado de cetosis, a través del ayuno, se estudia por primera vez a mediados de los años 60, y más precisamente en 1968 por Cahill. En realidad, los beneficios de la dieta cetogénica fueron ya estudiados a principios del siglo XX, pero por motivos adversos a los actuales. De hecho, la reducción en el nivel de carbohidratos parece tener efectos positivos también para el tratamiento de la epilepsia.

La ciencia cetogénica se las arregla para actuar a nivel neurológico y, por esta razón, no nace como una dieta, sino como una cura para diferentes trastornos cerebrales. Los estudios más importantes en este campo son los llevados a cabo por Kossoff y Freeman. Son los autores de uno de los libros más importantes sobre la dieta cetogénica, es decir, "Ketogenic Diets. Treatments for Epilepsy and Other Disorders".

Pero la intuición de que la cetogénesis pudiera tener efectos positivos a nivel neuronal surgió en un osteópata nacido en Michigan, Hugh Conklin, quien comenzó a estudiar el vínculo entre los trastornos neurológicos y los alimentos. De hecho, entendió que el cerebro, dependiendo de la dieta realizada por cada paciente individual,

11

podría estar intoxicado: en consecuencia, las capacidades neurológicas y cerebrales se vieron cada vez más afectadas. Por este motivo, aconsejó a los pacientes con epilepsia un período de ayuno total, para desintoxicar el cerebro y reducir el número de episodios. Conklin había ideado la llamada dieta acuática que consistía en el ayuno completo de los pacientes durante un período de tiempo que incluso podía alcanzar los 25 días, el descanso absoluto y la posibilidad de beber, pero solo agua durante todo el período de la dieta.

Esta metodología se difundió rápidamente en todo el estado, gracias sobre todo a los resultados obtenidos en pacientes individuales. Pero el ayuno total por períodos tan largos de tiempo no podría ser sostenido por todos ellos. De esta manera, se intentaron identificar métodos alternativos a los propuestos por el osteópata de Michigan. Entre estas alternativas, nació la idea de crear una dieta ligera, que se aplica en niveles muy bajos de carbohidratos, niveles promedio de proteínas y grasas, necesarios para sostener el crecimiento y proporcionar la energía necesaria para los seres humanos. Esta dieta tenía que simular prácticamente el ayuno, pero no llevar al paciente al hambre extremo. También en este caso los resultados obtenidos en el tratamiento de la epilepsia fueron muy positivos. Pero muy pronto la dieta cetogénica ya no se usaba para el tratamiento de la epilepsia: fue el descubrimiento de la fenitoína en 1938, el que supuso un antes y un después, utilizada desde ese momento como un principio fundamental para el tratamiento de trastornos neurológicos de este tipo. La dieta cetogénica se etiquetó como un tratamiento insostenible, precisamente por la intolerancia de los pacientes a los ayunos prolongados.

El renacimiento de la cetogénesis se produce a principios de la década de 1990: Charlie, hijo de un famoso productor cinematográfico de Hollywood, el cual presenta una forma de epilepsia sin cura hasta el momento mediante fármacos. El conocido personaje decidió confiar su hijo al Hospital Johns Hopkins, donde aún se aplicaba el protocolo previsto por la dieta cetogénica, obteniendo una recuperación completa.

A partir de este momento, muchos estudios se han centrado en el análisis de la dieta cetogénica y sus efectos, examinando los procesos de acción y las áreas de efectividad. Naturalmente, el protocolo es diferente si se aplica a casos de epilepsia o si se basa en mejorar el estado nutricional del sujeto.

1.2 La cetosis y la cetogénesis

La dieta cetogénica es, por lo tanto, una metodología nutricional y terapéutica capaz de aumentar la producción de cuerpos cetónicos en comparación con una dieta estándar. Para comprender mejor el funcionamiento y los efectos inducidos por una dieta de este tipo, es necesario comprender el significado de cetosis y cetogénesis.

McDonald define la cetosis como una situación que surge cuando la concentración plasmática de KB supera un cierto nivel. Los KB, o cuerpos cetónicos, se consideran una fuente de energía no primaria. Por lo tanto, a través de la dieta cetogénica, los niveles de glucosa en sangre se reducen significativamente, variando de 80 a 120 miligramos por decilitro a 65 a 80 miligramos. Esta disminución lleva a que los llamados carbohidratos almacenados aumenten para mantener el nivel de glucemia en el range standard.

Una vez que los carbohidratos almacenados se agotan casi por completo, el cuerpo busca una fuente de energía alternativa y la encuentra en la KB. Sin embargo, estos solo pueden usarse si exceden ciertos niveles. Hasta que estén por debajo de estos, siempre serán identificados por el cuerpo, y en particular por las neuronas, como una fuente de energía secundaria, de la cual no se puede extraer. Por este motivo es necesario entrar en un estado de cetosis.

Siendo este un estímulo que hace que el cuerpo active diferentes procesos de energía, quemando calorías.

La cetogénesis, por otro lado, representa el proceso que determina la cetosis, que es la fase de producción real de los cuerpos cetónicos. La dieta y el ayuno llevan al agotamiento progresivo de las reservas de glucógeno en la sangre, pero no detiene la producción de cuerpos cetónicos. Una vez que las neuronas se dan cuenta de que la cantidad de carbohidratos almacenados ya no garantiza una producción adecuada de glucosa para garantizar la supervivencia, se activa el proceso de cetogénesis. El proceso químico que genera esta situación es muy complejo, ya que se basa en la unión de diferentes moléculas y en la activación de varios ciclos que conducen a la producción de cuerpos cetónicos.

El inicio del proceso de cetogénesis y la posterior entrada en el estado de cetosis conllevan la activación de otros mecanismos, que pueden analizarse tanto a nivel hormonal como a nivel celular.

1.2.1 Los mecanismos de acción hormonal

Una de las principales consecuencias de la cetogénesis es el aumento de los valores de una hormona peptídica importante, el glucagón. A su vez, este aumento conduce a un cambio en las hormonas principales que administran todo el proceso del metabolismo. El principal efecto de esta variación es la movilización de las grasas contenidas en el tejido adiposo para compensar la repentina disminución de la glucemia debido a la dieta o el ayuno.

Las grasas del tejido adiposo, se retiran de varias áreas del cuerpo para compensar la falta de sustancias similares obtenidas previamente de alimentos individuales. Todo esto, provoca una liberación repentina y considerable de los llamados ácidos grasos libres en todo el sistema circulatorio y la consiguiente interrupción de la producción de glucemia y proteínas. Debido a esto, el cerebro requiere que los cuerpos cetónicos se produzcan inmediatamente.

1.2.2 Los mecanismos celulares

Pero es erróneo pensar que la producción de cuerpos cetónicos se activa solo en una situación de cetosis. El cuerpo, de hecho, produce KB continuamente, pero esta producción aumenta cuando se activa un proceso de cetogénesis. Por ello, la dieta cetogénica y el ayuno no generan una influencia drástica en el nivel del cuerpo, sino que simplemente tienden a estimular al ser humano para modificar los procesos que el cuerpo ya realiza por sí solo.

Sin embargo, la dieta tiene la función de regularizar esta alteración, de tal manera que se eviten los choques a nivel celular. En realidad, incluso el ayuno total no causaría alteraciones capaces de causar daños de este tipo, aunque es muy difícil de soportar para los pacientes que lo enfrentan. El cuerpo humano, de hecho, se puede imaginar como una máquina real, capaz de activar y suspender varios procesos al mismo tiempo.

Por lo tanto, incluso las células se adaptan fácilmente a la falta de glucosa y participan en los procesos activados por las neuronas para compensar esta falta y encontrar grasa directamente en los tejidos adiposos.

1.3 – Diferencia con otras tipologías de dieta

La dieta cetogénica representa una metodología de nutrición real, y no puede incluirse en dietas altas en proteínas, ni en dietas hiperlipídicas, ni siquiera entre las llamadas dietas cárnicas.

En general, en las dietas tradicionales, una reducción de los carbohidratos se asocia con un aumento en el nivel de proteínas, para garantizar el sustento de los alimentos, pero esto no ocurre en una dieta cetogénica. De hecho, la cantidad de proteína en una dieta de este tipo debe permanecer en niveles promedio, a fin de favorecer la cetogénesis.

La dieta cetogénica también establece que la ingesta de grasas es aproximadamente cuatro veces mayor que la de las proteínas: ya que no es posible aumentar la cantidad de grasa en la dieta, es necesario reducir significativamente el nivel de proteínas.

En general, en las dietas tradicionales, una reducción de los carbohidratos se asocia con un aumento en el nivel de proteínas, para garantizar el sustento de los alimentos, pero esto no ocurre en una dieta cetogénica. En efecto, la cantidad de proteína en una dieta de este tipo debe permanecer en niveles promedio, a fin de favorecer la cetogénesis. La dieta cetogénica también establece que la ingesta de grasas es aproximadamente cuatro veces mayor que la de las proteínas: ya que no es posible aumentar la cantidad de grasa en la dieta, es necesario reducir significativamente el nivel de proteínas.

La dieta cetogénica, por lo tanto, ni siquiera es atribuible a las dietas hiperlipídicas. En verdad, a nivel teórico, no hay una ingesta de lípidos considerada óptima para la cetogénesis, pero esta contribución deberá analizarse en cada individuo según sus necesidades, su estilo de vida y sus características corporales. Por ejemplo, un deportista necesita una ingesta de lípidos más alta que un sujeto sedentario. El suministro de lípidos también puede ser diferente según el período: específicamente, un futbolista requiere una mayor ingesta de lípidos durante la fase preparatoria del campeonato y un ingreso menor durante los descansos o los períodos de vacaciones.

Finalmente, la dieta cetogénica tampoco está sujeta a la categoría de dieta cárnica. La dieta cetogénica no requiere que algunos alimentos se consuman con más frecuencia que otros, sino un análisis personalizado que favorece la producción de cuerpos cetónicos. Incluso es posible llevar a cabo una dieta cetogénica de estilo mediterráneo, que reduce significativamente la ingesta de carne.

1.4 – La regulación del metabolismo

Los seres humanos confían la tarea de administrar y regular todo el proceso del metabolismo a una enzima, conocida como AMPK. En este sentido, el término metabolismo se refiere al conjunto de reacciones químicas capaces de promover la digestión y permitir el intercambio de sustancias a nivel celular. La efectividad de cualquier dieta, ya sea cetogénica o no, depende de esta enzima.

La AMPK actúa en ambas fases que caracterizan el metabolismo: el catabolismo y el anabolismo. La regulación de la fase de catabolismo implica la desintegración de las sustancias orgánicas ingeridas por el sujeto y la transformación de moléculas individuales en energía, un paso que se hace posible gracias a la llamada respiración celular. En la fase del anabolismo definido, en cambio, el AMPK utiliza la energía producida previamente para producir las células en su totalidad, incluidas las proteínas y los ácidos nucleicos.

1.4.1 – Que es el AMPK y cual es su composición

El complejo enzimático AMPK, o proteína quinasa activada por AMP, se puede dividir en tres partes. La primera, llamada la porción alfa, representa la única parte catalítica de la enzima, mientras que las partes restantes, llamadas la porción beta y la porción gamma, respectivamente, se consideran las partes no catalíticas.

La parte catalítica se somete a un proceso de fosforilación, es decir, se agrega por un grupo fosfato, que se lleva a cabo por algunos tipos de proteínas. Al mismo tiempo, la porción alfa está desfosforilada, para evitar que la enzima se active constantemente. La porción beta, por otro lado, tiene una función dual: de hecho, permite que las porciones alfa y gamma estén conectadas y permite que la enzima se una al glucógeno. Finalmente, la porción gamma permite que AMPK se una a la adenosín.

Esta enzima es fundamental también porque realiza una función de alarma, advirtiendo a todo el sistema cerebral en caso de que se agoten los niveles de energía. Para evitar esto, la enzima activa varios procesos intracelulares, lo que hace que el cuerpo reaccione ante esta situación.

Sin embargo, el AMPK es capaz de activarse en otras situaciones, lo que no presupone una reducción del depósito de energía que posee. Uno de los ejemplos más notables es el aumento en el nivel de calcio, mientras que otro caso, la actividad física, implica una reducción en el nivel de energía. El AMPK también puede ser inhibido. Este mecanismo es activado precisamente por una molécula orgánica, o fosfato de creatina, que tiene una gran influencia en los parámetros que regulan la activación de la enzima AMPK.

1.4.2 – Los efectos del AMPK

La función principal de la enzima AMPK es la de regularización del metabolismo intracelular y, específicamente, se le confía la tarea de gestionar todo el metabolismo de la glucosa, los lípidos y las proteínas. Además, AMPK juega un papel importante en el proceso de síntesis de proteínas en la multiplicidad de tejidos orgánicos.

La efectividad de su función en el metabolismo de la glucosa es tal como inducir a la ciencia a estudiar su composición para explotar sus capacidades en el tratamiento de la diabetes mellitus tipo 2. En este contexto, AMPK favorece el transporte de la glucosa de los músculos y el tejido adiposo a la membrana plasmática. Todos los medicamentos en el mercado para el tratamiento de la diabetes, por lo tanto, basan su efectividad en la activación de AMPK, la única enzima capaz de realizar esta función del metabolismo de la glucosa. La activación de AMPK, inducida como se vio anteriormente por la fosforilación, implica la inhibición consecuente de otra enzima, la ACC, que es responsable de la producción de una molécula, la malonil - CoA. Este paso es fundamental para el proceso del metabolismo de los lípidos: un alto valor de malonil -CoA implica una inhibición de la lipólisis. La consecuencia es que, cuando se activa, AMPK provoca un aumento significativo en los ácidos grasos, con el consiguiente aumento en los niveles de energía. AMPK también regula la función realizada por muchas otras enzimas, incluida la responsable de la síntesis de colesterol. De esta manera, AMPK es capaz de monitorear y administrar todo el metabolismo de los lípidos, aumentando o disminuyendo los niveles de energía según la necesidad.

Otra consecuencia adecuada a la activación de AMPK es el reflejo de los efectos también en el proceso de síntesis de proteínas, que está completamente cohibido. Esta enzima, que también regula el catabolismo, provoca la reducción del tejido adiposo y del tejido muscular, especialmente durante las fases caracterizadas por una restricción calórica.

Finalmente, el último efecto relacionado con la actividad realizada por AMPK se encuentra en el sistema cerebral, y específicamente en el hipotálamo. El aumento de la insulina y la leptina provoca la inhibición de la AMPK, mientras que el aumento de la grelina y la adiponectina provoca su activación. Por lo tanto, dependiendo de la inhibición y activación de esta enzima depende la regulación de la ingesta de alimentos y su dispersión hacia los tejidos periféricos.

Capítulo 2 – ¿Por qué confiar en una dieta cetogénica?

La dieta cetogénica, por lo tanto, se caracteriza por bases fisiológicas y bioquímicas, pero, como cualquier otra dieta, tiene ventajas y desventajas.

De hecho, el metabolismo de cada individuo es diferente, adaptándose a la dieta cetogénica de forma distinta, pudiendo ser positivas o negativas.

2.1 - Principales ventajas

Las ventajas que pueden derivarse de la aclimatación de una dieta basada en la cetosis son varias y no se limitan al campo neurológico. Gracias a los estudios que nos han permitido utilizar la dieta cetogénica para el tratamiento de la epilepsia resistente a los medicamentos, en los últimos años esta dieta también se ha utilizado con éxito para combatir la obesidad. El impacto neurológico de esta dieta provoca una clase de respuestas que desencadenan en el sistema a una serie de comportamientos y reacciones que afectan la sensación de hambre, y se revela como una herramienta fundamental para reducir la obesidad grave. Entre las principales ventajas que se derivan de este proceso, se encuentran la disminución del apetito y, en consecuencia, del peso corporal, una mejora en el nivel cardiovascular y una mejora en las condiciones de pacientes que padecen diabetes.

2.1.1 La reducción de peso

La reducción de peso corporal es uno de los principales objetivos de la dieta cetogénica. De hecho, es capaz de activar un mecanismo que implica la reducción del apetito y la sensación de hambre, con la consiguiente disminución de la lipogénesis y posteriormente aumento de la lipólisis, de la que surge una mayor eficiencia en el uso de los lípidos por parte del cuerpo y un aumento de proteínas.

La dieta cetogénica produce un efecto positivo para el metabolismo y una mejora en el control relacionado con el consumo de algunos alimentos. Los partidarios de esta dieta baja en ingesta de carbohidratos afirman que es posible consumir cantidades ilimitadas de alimentos siempre y cuando no se introduzcan altas cantidades de carbohidratos en el cuerpo. De hecho, al mantener la insulina relativamente baja, el cuerpo no produce grasa: la insulina es la hormona detrás de la lipogénesis, que es el proceso responsable de crear nuevos ácidos grasos, los llamados ácidos palmíticos. Existen algunas controversias con respecto a la competencia de los carbohidratos en el aumento del nivel de insulina en el cuerpo, ya que algunos argumentan que este

38

aumento no se produce de manera crónica sino después de las comidas. Esto es cierto, sin embargo, los niveles de insulina tienden a normalizarse a medida que aumenta la lipólisis: al analizar un intervalo igual a 24 horas, la ingesta de calorías es igual a la cantidad de energía consumida. En el mundo hay personas que tienen una dieta muy baja en carbohidratos pero que son saludables y no tienen ninguna disfunción relacionada.

La insulina actúa sobre una de las enzimas involucradas en la síntesis de triglicéridos en el tejido adiposo, la LPL o lipoproteína lipasa, pero la proteína fundamental para la síntesis es la ASP, que es la Proteína estimulante de acilación, activada y aumentada aproximadamente tres veces por la insulina. Sin embargo, el estímulo más fuerte para la síntesis de triglicéridos está dado por los quilomicrones presentes en el plasma, que aumentan la actividad de la ASP en alrededor de ciento cincuenta veces. Una creencia errónea lleva a pensar que la insulina solo aumenta después del consumo de alimentos con un alto contenido de carbohidratos, pero en realidad la cantidad de insulina producida varía según el tipo de alimento y en relación con la estimulación directa o indirecta.

Por lo tanto, la reducción de peso a través de la dieta cetogénica no se basa única y principalmente en la reducción de los niveles de insulina, pues es necesario seguir un programa específico que incluya: reducción del apetito, una ventaja metabólica y mejora del cumplimiento de la dieta.

La dieta cetogénica actúa a nivel hormonal generando una sensación de saciedad debido a la ingesta de proteínas, por lo que los cuerpos cetónicos tienen la función de apaciguar el apetito. La termogénesis de las proteínas y el aumento de la demanda de energía debido a la producción de glucosa tienen una ventaja para el metabolismo. La producción de insulina a nivel central después de una comida con proteínas causa en parte una sensación de saciedad, por lo que la persona necesitará menos alimento en la siguiente comida. El aumento en la producción de glucagón después del almuerzo también es responsable de la sensación de saciedad. El AMPK también es esencial, involucrado en un mecanismo que actúa sobre la leucina, que es el aminoácido que aumenta en las dietas que proporcionan una mayor ingesta de proteínas.

Sin embargo, la pérdida de peso en la dieta cetogénica no depende exclusivamente de las proteínas.

Las dos variables proteínas y carbohidratos están vinculadas entre sí, de hecho, a medida que una aumenta, también hay un aumento en la otra, pero en este caso la dieta no está sujeta a ningún control o dieta. Es precisamente en esta situación que es posible estudiar si es el mayor suministro de proteínas o la menor ingesta de carbohidratos lo que proporciona una ventaja metabólica real. Algunos estudios han resaltado el hecho de que la mayor ingesta de proteínas, y no la disminución de los carbohidratos, conduce a un aumento en el gasto de energía, pero los resultados son subjetivos, en función del objetivo que los diferentes sujetos desean perseguir, es decir, si apuntan a mantener el peso después de la pérdida de peso o si pretenden mantener el peso sin perder peso. Estos estudios demuestran ser fundamentales para apoyar a quienes desean mantener el peso alcanzado, ya que es precisamente el mantenimiento el momento más delicado de toda la terapia nutricional, y en el que se producen las mayores fallas con la consiguiente recuperación de todos los kilos perdidos hasta el momento.

El impacto de la dieta cetogénica en el paciente puede mejorar significativamente el enfoque de una dieta, ayudándole a tratarla de manera constante y sin errores.

Un estudio muestra que las personas que han perdido peso y están en el proceso de cetosis tienen niveles más bajos de grelina en el plasma que aquellos que han perdido peso pero no lo son. La disminución del apetito después de una dieta cetogénica se basa en el hecho de que este tipo de dieta implica la ingesta de grandes cantidades de alimentos con poder de saciedad pero bajos en calorías, como los huevos, y la eliminación total de alimentos ricos de azúcares y calorías. El sabor dulce de los alimentos provoca el efecto de reiterar su consumo, interrumpiendo totalmente los mecanismos cerebrales. La densidad calórica más baja contiene un alimento y la sensación de saciedad permanece por más tiempo. La ventaja metabólica de la dieta cetogénica reside en el hecho de que es válida tanto a corto como a medio-largo plazo, de hecho, la sensación de saciedad y la disminución del apetito hacen que el paciente tenga mayor confianza en el logro del objetivo final de pérdida de peso.

En la dieta cetogénica es fundamental para la pérdida de peso considerar un aumento en la lipólisis y la eficiencia en el uso de lípidos: el porcentaje de lípidos aumenta durante una dieta baja en carbohidratos, pero el equilibrio total no cambia.

El aumento de proteínas de este tipo de dieta en comparación con una dieta clásica es uno de los puntos fuertes de esta dieta, ya que garantiza un mejor nivel de mantenimiento muscular, preservando la tasa metabólica basal.

2.1.2 Mejoras en las funciones cardiovasculares

La dieta cetogénica también tiene efectos beneficiosos para las funciones cardiovasculares, que actúan contra los lípidos del plasma. La pérdida de peso es fundamental para garantizar buenas funciones cardiovasculares: la mejora en los niveles de lípidos en plasma se debe a la disminución de los triglicéridos en plasma, tanto después del almuerzo como en ayunas, a una reducción de las lipoproteínas de baja densidad (LDL) y un aumento de la lipoproteína de alta densidad (HDL). La dieta cetogénica induce el aumento del tamaño de las LDL, reduciendo los riesgos de aterogenicidad relacionada con el colesterol.

Estas lipoproteínas se reducen en número, especialmente en dietas caracterizadas por una mayor proporción entre proteínas y grasas. Estas funciones se basan en la bioquímica que subyace a la producción de colesterol hepático.

Para reducir la producción de colesterol y LDL en el hígado, es esencial inhibir la enzima hidroximetilglutaril - CoA, también llamada HMG-CoA, que regula la síntesis de ácido mevalónico o mevalonato a partir del cual se alcanza el colesterol. Esta inhibición es producida por el mismo colesterol y grasas, mientras que la insulina por el contrario activa esta enzima. La reducción de proteínas de colesterol en una dieta cetogénica de hecho depende de la reducción de HMG-CoA: los niveles de glucógeno hepático y los niveles de adenosín trifosfatoo o ATP se reducen y, en consecuencia, AMPK se activa más. Varios estudios destacan el mayor efecto de la reducción de carbohidratos en comparación con la reducción de grasas saturadas o insaturadas para la reducción del riesgo cardiovascular: el riesgo de infarto de miocardio disminuye en un 33% si los carbohidratos se reemplazan con grasas saturadas.

2.1.3 - Beneficios para las personas con diabetes

La dieta cetogénica también tiene efectos sobre la diabetes tipo 2, alterando la sensibilidad positiva a la insulina. Esto se debe a la reducción en los niveles de insulina producida y a la disminución en la producción hepática de glucosa, debido a la estimulación directa de los cuerpos cetónicos. Según diversos estudios, la disminución de la insulina provoca una mayor sensibilidad a la misma, lo que garantiza un mejor control del metabolismo de la glucosa. La principal causa de la hiperglucemia en sujetos diabéticos tipo 1 y tipo 2 es la producción de glucosa por el hígado. De hecho, la dieta cetogénica promueve una mejora en el azúcar en la sangre al reducir la producción de glucosa. Aunque la translocación de los transportadores de glucosa de tipo 4, GLUT4, en la membrana celular no es esencial para la detección de glucosa por parte de las células, todavía desempeña un papel fundamental. El AMPK también aumenta el tamaño de la membrana de GLUT4, por lo que una dieta hipoglucídica caracterizada por una reducción de calorías favorece la mejora de la diabetes tipo 2, sobre todo gracias a la resistencia hepática a la insulina.

2.2 - Principales desventajas

A pesar de las diversas ventajas que puede suponer la dieta cetogénica, si no es estudiada por un médico y personalizada para cada paciente individual en función de sus condiciones físicas y de salud, también puede tener algunas consecuencias. Sobre todo, el hazlo tu mismo puede causar problemas y deficiencias debido a los falsos mitos que giran en torno a este tipo de dieta. También es importante subrayar que este régimen no puede seguirse durante largos períodos, no debiendo exceder un período máximo de 4 o 6 semanas, para evitar incurrir en problemas precisos, como carencia de vitaminas, desequilibrios hormonales, pérdida de apetito, fatiga, agotamiento, o estreñimiento.

2.2.1 - Carencia de vitaminas y minerales

Al igual que todas las dietas bajas en calorías, incluso la dieta cetogénica puede llevar a deficiencias de vitaminas y minerales.

Por lo general, comenzar una dieta conduce a una mejora en las condiciones y hábitos de alimentación, con beneficios para los micronutrientes que se toman junto a los alimentos. Durante una dieta cetogénica, adecuado al efecto diurético de las cetonas debido al aumento de la absorción de cloro,

54

sodio y agua en la segunda parte de la nefrona, pueden producirse deficiencias minerales. Por este motivo durante la dieta se recomienda tomar un soporte de minerales, especialmente potasio, sodio y magnesio.

Fundamentalmente en las primeras semanas del protocolo cetogénico, el cuerpo puede tener dificultades para adaptarse a las nuevas condiciones dietéticas, sobre todo para reducir los carbohidratos y, por consiguiente, perder más agua. La disminución de los niveles de potasio, magnesio y sodio pueden causar dolores de cabeza, fatiga y calambres musculares, como los efectos de la cetosis. Para ello es imprescindible integrar estas sales minerales.

Las vitaminas también son esenciales durante la dieta cetogénica, principalmente la vitamina D, cuyos niveles pueden bajar. La deficiencia de vitamina D causa una reducción en los niveles de absorción de calcio, que ya es deficiente en la dieta cetogénica, especialmente en individuos intolerantes a la lactosa. La vitamina D también desempeña un papel clave en el apoyo al sistema inmunológico, la salud ósea y corporal y la regulación celular. Por este motivo es imprescindible integrarlo.

2.2.2 - Desequilibrios hormonales

La dieta cetogénica es también responsable de algunos desequilibrios hormonales en el cuerpo, que son generados por una serie de reacciones como consecuencia de cambios en los hábitos alimenticios.

Una dieta baja en carbohidratos, como la dieta cetogénica, causa un agotamiento del glucógeno hepático y, en consecuencia, de la enzima que tiene la función de convertir la hormona tiroidea con poca actividad activa, es decir, tiroxina (T4), en hormona tiroidea activa. Es decir, triyodotironina (T3). A través de dosis hormonales simples es posible comprender si existe un desequilibrio en las hormonas tiroideas, caracterizado por un nivel de triyodotironina por debajo de los valores mínimos, un nivel de tiroxina y tirotropina (TSH) por encima de los valores máximos. Esto sucede porque el sistema endocrino intenta producir mayores cantidades de triyodotironina, incluso si las capacidades del sistema hepático para sintetizarlo son limitadas. Sin embargo, no es la cantidad de carbohidratos que se toma para determinar este proceso, incluso si la limitación de los carbohidratos junto con la limitación de calorías lo afecta.

Además de las hormonas tiroideas, los niveles de cortisol también pueden verse influenciados por la dieta cetogénica, la hormona responsable de la acumulación de grasa visceral y su uso, que puede conducir a problemas cardiovasculares con el tiempo, cuando la dieta cetogénica se practica durante períodos extremadamente largos. Las cantidades bajas de carbohidratos causan el aumento de la proteína C reactiva (PCR), pero este aumento no es una señal con respecto al hecho de que se está produciendo una infección en el cuerpo del sujeto durante la dieta.

2.2.3 - Otras posibles consecuencias

Más allá de las deficiencias de vitaminas, minerales y los desequilibrios hormonales, pueden ocurrir otros efectos tras la dieta cetogénica.

Uno de sus posibles efectos es la pérdida de apetito que, aunque es útil para bajar de peso, podría ser poco beneficioso para quienes la practican durante esta dieta, lo que los lleva a pensar que no tener más apetito puede interrumpir su dieta. , con la convicción de haber logrado el objetivo de controlar el sentido de saciedad, teniendo así el control total de la dieta. Sin embargo, el control del apetito podría ser causado por la disminución de la producción de grelina, la llamada hormona del hambre, por lo que interrumpir la dieta significaría desaprovechar los sacrificios realizados hasta ese momento.

Los estados de fatiga, agotamiento y somnolencia pueden aparecer durante la dieta debido a la alteración de la neurotransmisión a nivel central, de la cual los cuerpos cetónicos son directa o indirectamente responsables. Esto ocurre principalmente en los primeros días de la dieta cetogénica, debido a la transición cerebral de la preferencia de la glucosa a la preferencia de los cuerpos cetónicos. De hecho, después de un par de semanas, los estudios han demostrado un aumento importante en la energía y el nivel de atención.

La disminución en la reabsorción de agua en el intestino, en consecuencia de la disminución en los alimentos que limitan esta función, y el aumento en la absorción intestinal de nutrientes, puede causar estreñimiento. Para poder limitar este problema, es recomendable tomar cantidades adecuadas de fibra, mientras se mantenga por debajo del umbral de glucosa indicado para una dieta cetogénica correcta.

2.3 - Falsas creencias

Después de analizar las ventajas y desventajas de la dieta cetogénica, es apropiado abordar una serie de argumentos que disipan las creencias que rodean este tipo de dieta. Los falsos mitos que se han propagado se refieren a la posible damnificación de los riñones causado por el aumento de proteínas, la posibilidad de la aparición de cetoacidosis y la pérdida de masa ósea causada por el aumento de alimentos basados en carne.

2.3.1 - El funcionamiento de los riñones no se altera

La dieta cetogénica no es una dieta alta en proteínas. Sin embargo, el aumento de proteínas ha suscitado preocupaciones. Las ventajas de esta dieta para adelgazar y después de perder peso deben agregarse a los beneficios adicionales que aportan las proteínas, especialmente las ricas en leucina. La leucina es un aminoácido que estimula la rapamicina en los mamíferos y amplifica la percepción de la insulina.

En pacientes con función renal reducida, el aumento en las proteínas de la dieta contribuye a acelerar la degeneración, sin embargo, no hay evidencia de que esto ocurra en pacientes sanos en condiciones normales. De hecho, los riñones responden a los cambios en su estructura, adaptándose a la mayor carga de proteínas, sin comprometer su funcionalidad.

2.3.2 - No se dan casos de cetoacidosis

Los cuerpos cetónicos causan una disminución en el nivel de pH en la sangre, por lo que la dieta cetogénica ha sido identificada como la causa principal de la cetoacidosis, una condición que ocurre en la diabetes tipo 1 descompensada y pudiendo ser mortal: el pH en sangre cae por debajo de los valores fisiológicos mínimos debido a la acumulación en la sangre de los cuerpos cetónicos.

En realidad, sin embargo, no existe una base para esta creencia, ya que la cetosis es un mecanismo fisiológico también utilizado por nuestros antepasados para sobrevivir en situaciones de ausencia de alimentos, mientras se mantiene eficiente. De hecho, los cuerpos cetónicos no alcanzan niveles superiores a los 7-8 millones por decilitro de plasma, ya que el encéfalo tiene una capacidad de uso muy alta que no permite su acumulación. A estos valores, el pH de la sangre no baja como lo hace en la cetoacidosis diabética. En los pacientes diabéticos, la ausencia de la señal de la presencia de insulina hace que el hígado continúe produciendo glucosa y, por lo tanto, los tejidos extrahepáticos continúan extrayendo de ella. La insulina inhibe la producción de cuerpos cetónicos, por lo que, en ausencia de ella, las proteínas aumentan la degradación y las grasas adiposas se movilizan.

66

En sujetos sanos, la insulina inhibe estos fenómenos: durante la dieta cetogénica, los cuerpos cetónicos estimulan la liberación de insulina por el páncreas, inhibiendo así la producción hepática de los propios cuerpos. Esto conduce a una disminución de la hidrólisis en el tejido adiposo, lo que reduce la disponibilidad de ácidos grasos libres.

Por lo tanto, los cuerpos cetónicos tienen un equilibrio neutro, por lo tanto, una vez que se alcanza el estado de cetosis profunda, no es posible que se produzca un estado de cetoacidosis.

2.3.3 - Los huesos no se deterioran

Otra creencia que se cierne alrededor de la dieta cetogénica es que sea dañino para los huesos, debido al hipotético aumento en el calcio liberado en estos debido a la acidosis.

Incluso se culpa a la alta cantidad de proteínas presentes en una dieta cetogénica por traer efectos negativos a los huesos, incluso si dicha dieta, como se dijo anteriormente, no es una dieta alta en proteínas.

Las proteínas causan un aumento de la excreción urinaria de calcio, pero esto se debe a una mayor absorción de calcio en el intestino. De hecho, el aumento de proteínas con alto potencial de carga de ácido renal (PRAL) no altera la formación y reabsorción de tejido óseo, por el contrario, una dieta deficiente en proteínas podría arrastrar a problemas esqueléticos.

Capitolo 3 – La dieta cetogénica...en teoria

Con el fin de establecer un programa dietético de este tipo de forma correcta, es necesario entender las bases teóricas tras la cetogénica. Estas teorías han sido descritas especialmente por McDonald y hacen referencia al período precedente a la dieta real, sirviendo para alinear el metabolismo y el cuerpo en general con el concepto de cetosis. De hecho, la dieta cetogénica está diseñada precisamente para simular un ayuno real, por lo que la persona que tiene la intención de enfrentar un período pobre desde el punto de vista de alimenticio tendrá que prepararse por completo, para evitar la invalidez de realizar la dieta cuando esta comience.

Desde el punto de vista teórico, es necesario establecer cuál es el método más efectivo que conduce al uso de las energías de reserva ya presentes en el cuerpo humano durante el período de la dieta. Para hacer esto, los estudios sugieren reducir considerablemente tanto el nivel de carbohidratos como el de las proteínas, para inducir a los diferentes aparatos a buscar las energías en los tejidos adiposos y en los tejidos musculares.

3.1 – Aplicación de una dieta cetogénica

La fase de estudio y programación de una dieta cetogénica debe referirse exclusivamente a dos fases. La primera es la fase de adaptación a la cetosis, que se centra en el enfoque de la dieta y, en particular, en la reacción del cuerpo a los primeros días de ayuno simulado; la segunda fase es, en cambio, la de la degradación del nivel de proteína, que se refiere al período posterior al impacto en la dieta, y en particular a las primeras tres semanas.

Sin embargo, la implementación de una dieta cetogénica debe tener en cuenta varios factores. Como se mencionó, esta dieta fue creada para tratar trastornos cerebrales y, en particular, la epilepsia. Siendo su propósito principal es purificar el cerebro, liberándolo de los efectos de tomar varios alimentos, incluidos los carbohidratos y las proteínas. Por lo tanto, si se aplica al campo nutricional, la dieta debe considerar tanto el estrés físico como el psicológico del sujeto. Además, si el mismo sujeto practica regularmente la actividad física, las proteínas y las calorías quemadas tendrán que reponerse parcialmente con la alimentación. Esto significa que no es posible llevar a cabo un programa dietético generalizado, ya que la dieta cetogénica es extremadamente personal.

3.1.1 – La necesidad de adaptarse a la cetosis

Durante los primeros días de la dieta cetogénica y el ayuno simulado, el encéfalo no altera su actividad y continúa requiriendo los 100 gramos de glucosa necesarios para su sustento. La falta de variación se encuentra en los niveles aún excesivamente bajos de cuerpos cetónicos en la sangre. Además, la activación de todos los otros procesos

74

requiere unos pocos días de adaptación. De hecho, en los primeros días de ayuno, se utilizan sustratos distintos de los carbohidratos para obtener la cantidad de glucosa necesaria para soportar las diferentes partes del cuerpo. Todo esto es posible gracias a un proceso de gluconeogénesis, que permite obtener incluso de estos elementos cantidades suficientes de glucosa. En particular, las proteínas son explotadas, capaces de ofrecer aproximadamente el 80% de la glucosa que necesita el cuerpo humano, mientras que la parte restante proviene de glicerol, un compuesto orgánico obtenido por la degradación de los ácidos grasos.

Solo después de unos 20 días se puede definir la cetosis como activa: desde este momento en el cerebro se reduce considerablemente la demanda de glucosa, pasando de 100 a 40 gramos por día. La mayor cantidad del requerimiento glucémico todavía se obtiene de los mismos elementos, siendo estas las proteínas, para una parte igual al 50%, y de la glicerina y otros sustratos para la parte restante. Esta reducción se debe al hecho de que el encéfalo se está adaptando progresivamente para usar los cuerpos cetónicos y, por lo tanto, la demanda de glucosa es cada vez inferior.

3.1.2 – La degradación de nivel de proteínas

Para obtener beneficios nutricionales, la dieta cetogénica debe respetar, de manera bastante rigurosa, una cierta proporción, lo que se denomina relación cetogénica. Esta relación, obtenida dividiendo la cantidad de nutrientes cetogénicos por la cantidad de nutrientes que no lo son, siempre debe permanecer en valores bastante altos. Esto significa que la cantidad de nutrientes cetogénicos siempre debe ser mucho mayor que la cantidad de nutrientes anticetogénicos . Los carbohidratos están excluidos de la dieta cetogénica porque son nutrientes que se consideran completamente anticetogénicos. A la inversa, las proteínas son parcialmente cetogénicas, para un valor que ronda el 45%, mientras que los lípidos son casi (90%). Para tratar la epilepsia, es necesario estabilizar la relación cetogénica en un valor de alrededor de 1,5. Esto significa que por cada gramo de carbohidratos consumidos es necesario ingerir unos 4 gramos de lípidos.

Durante los primeros 20 días de la dieta cetónica, es decir, durante la fase de activación del estado de cetosis, es necesario que la persona que realiza la dieta cetogénica tome 150 gramos de proteína diariamente. De esta manera, el encéfalo y el resto del cuerpo siente la falta repentina de glucosa y, al mismo tiempo, no se asume una cantidad capaz de alterar la relación cetogénica. El objetivo de esta dieta durante las primeras tres semanas es, por lo tanto, lograr una minimización del catabolismo proteico, causado tanto por una disminución en el número de calorías ingeridas como por una reducción en la producción de insulina.

Por supuesto, la cantidad óptima de proteína que se debe tomar durante los primeros 20 días se calcula asumiendo que la ingesta de carbohidratos es casi cero. Si el sujeto introduce una cantidad mínima de carbohidratos, el nivel óptimo de proteína disminuye proporcionalmente. Al alterar la relación cetogénica, por otro lado, existe el riesgo de inhibir la cetosis, interrumpiéndola definitivamente.

Sin embargo, una vez que han transcurrido los 20 días, el encéfalo requiere una cantidad decididamente menor de glucosa y, en consecuencia, se espera una reducción en la cantidad de carbohidratos y proteínas que deben tomarse. Por lo tanto, los 150 gramos diarios de proteína incluso pueden reducirse a 35 gramos, siempre teniendo en cuenta los niveles de carbohidratos cero.

3.2– Niveles correctos y aportes necesarios

Como se mencionó anteriormente, solo un médico nutricionista puede determinar cuáles son los aportes necesarios de los diversos elementos incluidos en una dieta. Estos deben ser "definidas" sobre la base del derroche diario de energía, incluyendo el gasto debido a la actividad física, pero también sobre la base del tipo de alimentación que se toma hasta el momento cercano a la dieta, e incluso el clima y el tipo de ambiente en el qué paciente vive. De hecho, un clima cálido conduce a una mayor dispersión de calorías y energía.

Por esta razón, es importante no improvisar una dieta según el propio conocimiento, sino confiar en un especialista que sea capaz de reducir las cantidades que se toman diariamente de forma calibrada y en función de comunicación e información que recibe del paciente.

3.2.1 – Las calorías

Para determinar cuál es la ingesta diaria de calorías correcta, es necesario analizar en detalle el metabolismo energético del paciente, es decir, sin tener en cuenta los muchos factores que pueden afectar la vida del sujeto. En particular, es importante controlar la ingesta de calorías durante un período de tiempo, durante el cual el peso debe mantenerse estrictamente dentro de un cierto rango. De esta manera, el especialista puede suponer que el consumo de energía corresponde aproximadamente a la cantidad de calorías consumidas. Si, en cambio, el peso debería disminuir en comparación con el que tenía el sujeto al comienzo del período, significa que la ingesta calórica no es suficiente para compensar el gasto de energía; por otro lado, un aumento de peso justificaría un menor gasto de energía que las calorías consumidas. De esta manera obtenemos una estimación, bien que muy aproximada, de lo que puede ser el consumo diario de energía.

Durante los primeros 20 días, la ingesta de calorías aún debe permanecer alta. De hecho, es una fase bastante delicada, durante la cual se requiere que el cuerpo del paciente pase de un metabolismo de la glucosa a uno lípido. En términos específicos, este paso se define como un cambio metabólico y se refiere precisamente a la fase de adaptación al nuevo sistema cetogénico. Para garantizar el éxito de la adaptación, es necesario garantizar un alto consumo de calorías, reduciendo en gran medida la ingesta de hidratos de carbono. De esta manera, no solo se promueve la activación del estado de cetosis, sino que también se evita la posibilidad de incurrir en cualquier inconveniente, causado por la reducción de la ingesta de energía.

Sin embargo, una vez transcurrido el período de adaptación, el especialista puede decidir reducir gradualmente la ingesta de calorías, limitando el número de lípidos en la dieta. En esta fase, en general, es posible tomar 1,000 calorías diarias, considerando que el gasto de energía es casi idéntico. Si el valor es superior a 1,000 calorías, existe el riesgo de reducir la pérdida de tejido adiposo y tejido muscular; por otro lado, un ingreso de menos de 1,000 calorías por día lleva a la necesidad de compensar la falta de energía al tomar proteínas.

3.2.2 – Las proteínas

La ingesta de proteínas durante la fase de adaptación a la cetosis, es decir, durante las

84

primeras tres semanas de la dieta cetogénica, resulta ser mucho más específica y personalizada que la ingesta calórica. De hecho, se espera que el sujeto que decide someterse a esta dieta pueda tomar como máximo 1.8 gramos de proteína por día por cada kilogramo de peso corporal. Después del primer período, la cantidad de proteína también podría reducirse hasta 1,2 gramos por día.

Sin embargo, su médico nutricionista debe equilibrar la disminución: de hecho, las proteínas garantizan el mantenimiento y la regularización de la masa muscular. Una cantidad excesivamente alta de proteína podría inducir una mayor producción de glucosa con un cambio metabólico menos efectivo. Además, en este caso se obtendría una reducción en la producción de cuerpos cetónicos, haciendo que la dieta cetogénica sea menos eficiente.

Una solución a este problema, que es una ingesta de proteínas excesivamente alta, sería reducir la ingesta de carbohidratos a la mitad, re estabilizar todo el metabolismo.

3.2.3 – Los lípidos

La dieta cetogénica no implica ninguna reducción en la ingesta de lípidos. En particular, el valor aumenta considerablemente si el paciente está siguiendo un tratamiento para el tratamiento de la epilepsia. Este valor se puede identificar en 4 gramos diarios por cada gramo de ingesta de proteínas. Por lo tanto, los lípidos son el elemento más importante para toda la dieta cetogénica, ya que representan la sustancia que permite que se ingrese la ingesta correcta de energía en el cuerpo, y de ella se debe eliminar la ingesta energética derivada de las proteínas y los carbohidratos.

3.2.4 – Los carbohidratos

Los carbohidratos representan en su lugar dentro de la dieta cetogénica los elementos orgánicos que deben sufrir la mayor reducción. Específicamente, la ingesta de carbohidratos nunca debe exceder los 50 gramos diarios: esta cantidad es necesaria para introducir fibras y otros tipos de micronutrientes en el cuerpo. Los carbohidratos solo pueden tomarse a través de plantas fibrosas, pero cualquier tipo de fruta o verdura llamada azúcares debe ser excluida por completo de la dieta. De hecho, estos bloquearían instantáneamente el cambio metabólico y la producción de cuerpos cetónicos.

3.3 – La dieta cetogénica... en la prática

Por lo tanto, la dieta cetogénica tiene el objetivo de alcanzar y mantener de manera eficiente el estado de la cetosis, pasando de la explotación metabólica de los glúcidos a la de los lípidos y cuerpos cetónicos. Por lo tanto, debemos prestar especial atención a todos los elementos, sustancias y nutrientes que pueden, de cualquier manera, alterar el estado óptimo de la cetosis, haciendo que la dieta sea ineficiente.

En la práctica es posible reconsiderar los períodos fundamentales de la dieta cetogénica. De hecho, el período de adaptación de tres semanas podría reducirse aumentando la proporción cetogénica, lo que hace que el cuerpo realice el cambio metabólico más rápidamente, sin reducir la efectividad de la adaptación.

Sin embargo, es importante no aumentar excesivamente el valor de la relación cetogénica. El máximo alcanzable a partir de esta proporción se obtendría eliminando la ingesta de carbohidratos y aumentando la ingesta de grasa dietética al máximo posible; sin embargo, esto no representa una proporción óptima, ya que la contribución de fibra y otros micronutrientes se reduciría a cero.

También se requiere especial atención en el control de los llamados azúcares ocultos, que pueden ocultarse especialmente en algunas verduras ricas en carbohidratos. Los especialistas también aconsejan no usar los carbohidratos individualmente durante una comida. La falta de otros elementos orgánicos, de hecho, podría inhibir la producción de cuerpos cetónicos, además de inducir una ingesta excesiva de glucosa. Por esta razón, siempre es bueno pesar y verificar la presencia de carbohidratos contenidos en las comidas, para evitar la anulación de los efectos que caracterizan a la dieta cetogénica.

La reducción también debe cubrir la ingesta de proteínas vegetales. El suministro masivo de aminoácidos, de hecho, podría provocar una nueva producción de glucosa y, además, causaría una desaceleración en la fase de digestión, debido a la falta de ácidos grasos, que se asimila con mayor facilidad.

Existen técnicas que pueden inducir más fácilmente el estado de la cetosis. Una de estas técnicas es la ingesta de una cantidad mínima de alcohol, una sustancia que por sí sola puede facilitar la producción de cuerpos cetónicos. Sin embargo, la ingesta diaria de alcohol no debe exceder los 125 miligramos por hora por cada kilogramo de peso corporal. Para ello, el vino tinto es muy útil. Otra técnica, en cambio, consiste en la inserción de intervalos cortos, a lo sumo de 48 horas, de ayuno casi total, tanto para facilitar el cambio metabólico como para mantener el estado de la cetosis. Durante estos periodos es recomendable tomar solo lípidos, eliminando cualquier otro ingreso.

Capítulo 4 – Manejo de carbohidratos y ayuno intermitente: el enfoque cíclico.

Durante varios años, gracias también a diferentes estudios realizados en paralelo con respecto a la dieta cetogénica estándar, han surgido alternativas más o menos efectivas, siempre con el mismo propósito, el logro y mantenimiento del estado de la cetosis. En particular, se trata de metodologías basadas en la ciclicidad. Esto se debe al hecho de que nacen para apoyar el trabajo de deportistas, atletas y culturistas en particular, pero que ahora son técnicas adoptadas para cualquier persona.

La dieta cetogénica cíclica nació a mediados de la década de 1990 cuando un médico de

Canadá, el Dr. Di Pasquale, propuso períodos alternos de ingesta de lípidos y carbohidratos. Este concepto da origen a otras ideas nutricionales innovadoras, como la reciente del ayuno intermitente.

La implementación de una dieta cetogénica estándar se basa en ciclos, de tres a cinco días, de períodos de restricción de glucosa, alternando con períodos de uno o dos días de comer en exceso. El propósito de este tratamiento es permitir que el sujeto en cuestión acumule sus propias reservas de glucógeno, especialmente a nivel muscular, de modo que un atleta pueda sufrir menos fatiga y compensar más fácilmente las diversas tensiones físicas soportadas en el período alternativo. Precisamente por esta razón, esta metodología resulta ser mucho más adecuada para los sujetos que desean realizar una actividad física y para aquellos que desean modelar su físico.

Sin embargo, la reducción y la reposición de glucosa, conocidas en términos técnicos como agotamiento y resíntesis, también pueden ser implementadas por sujetos no deportivos, ya que durante los períodos de alimentación insuficiente se producen cuerpos cetogénicos que estimulan el metabolismo de los lípidos, reduciendo así los tejidos adiposos. En cualquier caso, es recomendable realizar cualquier forma de actividad física, que permita una aceleración en el proceso de eliminación de la glucosa tomada en los distintos periodos alternos.

Un ser humano con un estilo de vida estándar, no sometido a ninguna dieta, tiene aproximadamente 420 gramos de glucógeno en su cuerpo, de los cuales 300 gramos solo en tejido muscular y el resto en el hígado. Durante un período de dieta cetogénica, estos valores varían significativamente: los que están presentes en los músculos se reducen en un 40% del valor inicial, mientras que el glucógeno hepático puede reducirse hasta 30 gramos. El problema para los sujetos no deportistas es la velocidad con la que el glucógeno se reintroduce en el cuerpo. En general, es mejor evitar el exceso de sobrecarga de glucosa, debido a la falta de actividad física que permite que se queme con mayor eficacia y rapidez.

A nivel celular en cambio se observa una continua incursión del estado metabólico, invirtiendo un metabolismo glucidico, que favorece, también en parte gracias a la acción de la enzima AMPK, la deposición de la glucosa sea en los tejidos musculares que en el hígado, a un metabolismo lipídico, que en cambio alude a los grasos de los tejidos musculares y adiposos con el fin de obtener nueva energía.

La ciclicidad de este enfoque, que implica una recuperación continua de la glucosa y una alternancia metabólica constante, implica un aspecto muy positivo: la inversión del denominado marco neuroendocrino. La leptina es una hormona producida por el cuerpo humano, independientemente de la cantidad de energía presente y la cantidad de grasa corporal. Durante los períodos de ayuno, la producción de esta hormona disminuye considerablemente, reduciéndose a menos de la mitad, pero al mismo tiempo no estamos viendo una reducción de la grasa en la misma medida.

La leptina es esencial ya que se considera la hormona reguladora del apetito. Precisamente por esta razón, es importante resistir los períodos de ayuno o desnutrición indicados por su nutricionista.

4.1 – La importancia de gestionar la carga de carbohidratos

Mientras que para los deportistas la cantidad exacta de carbohidratos que se debe tomar es bastante precisa, para un no deportista, este paso resulta bastante complicado. Por lo tanto, la llamada realimentación, es decir, la recuperación de carbohidratos, debe estudiarse con cuidado, ya que no hay parámetros estándar que deban superarse. El cálculo personalizado también deberá tener en cuenta la capacidad que tiene el sujeto no deportivo para deshacerse de los carbohidratos presentes en el tejido muscular, es decir, de la porción de carbohidratos que los seres humanos desechan con mayor dificultad. De hecho, la no eliminación y la posterior realimentación podrían causar una presencia masiva de carbohidratos que anularía completamente la eficacia de la dieta cetogénica cíclica. En tal situación, la cetogénesis no se activaría y el sujeto no podrá disfrutar de los beneficios característicos de la dieta.

En cualquier caso, en el período de realimentación, el sujeto no deportivo puede tomar una cantidad de carbohidratos que varía de 700 a 900 gramos. Un ingreso de este tipo, que duró un período de tiempo no superior a dos días, no conduciría a la acumulación de grasa en los tejidos adiposos: de hecho, la glucosa se destinaría inmediatamente a cubrir las reservas de glucógeno a nivel muscular y hepático. Además, el cuerpo necesita tiempo para producir grasa y las posibilidades de que esto ocurra son realmente bajas con este enfoque cíclico. De hecho, no es posible hablar de una sobrealimentación real, ya que en un período de 8 días, 2 de sobrealimentación y 6 de subnutrición, la contribución de los carbohidratos debe ser prácticamente nula. Reforzar este concepto es la idea de que durante el período de sobrealimentación, el volumen de lípidos sometidos a síntesis es definitivamente menor que el volumen de lípidos perdido durante el período de desnutrición.

Más precisamente, para un sujeto no deportivo, el ingreso máximo en los dos días de resíntesis no debe exceder los 250 gramos en comparación con los carbohidratos tomados durante el período de agotamiento. Las cantidades pueden aumentarse solo si el sujeto sometido a una dieta cetogénica cíclica está dispuesto a extender el período de restricción calórica hasta un máximo de 15 días, favoreciendo así la activación de la cetosis.

4.1.1 – Ventajas y desventajas del enfoque cíclico.

Incluso la dieta cetogénica cíclica muestra aspectos tanto positivos como negativos, que deberán ser evaluados por el paciente junto con su médico nutricionista.

La primera ventaja es la de poder comer prácticamente cualquier alimento. De hecho, durante los períodos de subnutrición solo se excluyen los alimentos que contienen carbohidratos, pero se incluyen los alimentos que nunca se incluyen en las dietas

103

tradicionales, como el queso y las carnes con alto contenido de grasa; en los períodos de realimentación, por otro lado, es posible integrar incluso los alimentos previamente excluidos, hipotetizando así una dieta con cumplimiento infinito. Sin embargo, este aspecto también puede resultar una desventaja real. Para aquellos que no siguen las instrucciones dictadas por un especialista, de hecho, el alto cumplimiento podría inducir a exagerar los ingresos en los dos períodos diferentes que se repiten cíclicamente, induciendo una creación cada vez mayor de tejidos adiposos y nunca alcanzando el estado de cetosis.

Otra desventaja está representada por la posibilidad de que durante el período de realimentación el sujeto sometido a una dieta puede ser inducido a un estado de letargo. Esto depende de la alta ingesta de carbohidratos tomados en un corto período de tiempo. El metabolismo, de hecho, toma algún tiempo para pasar del metabolismo de la glucosa al metabolismo de los lípidos y la ciclicidad podría ser demasiado breve para el cuerpo. Las consecuencias de esta situación son ciertamente el cansancio y la fatiga excesivos, pero también el estreñimiento y el meteorismo.

Finalmente, la dieta cetogénica cíclica puede llevar a diferentes cambios de peso. Esto se debe simplemente al hecho de que los carbohidratos contienen una gran cantidad de agua: durante los primeros días de restricción calórica, por lo tanto, se puede observar un colapso de peso, mientras que durante el arrecife se produce un aumento inesperado en el mismo. Pero esto está simplemente vinculado a la pérdida y recompra de líquidos. Por lo tanto, este aspecto podría representar una desventaja, pero en realidad es un evento normal que ocurre constantemente durante la dieta cetogénica cíclica.

4.2 – El ayuno intermitente

El ayuno intermitente es una especie de matiz con respecto a la dieta cetogénica cíclica. La única diferencia con este último es que en el ayuno intermitente no hay fases de desnutrición, sino períodos de ayuno total y períodos de sobrealimentción.

Este tipo de enfoque se ha extendido considerablemente en los últimos años, precisamente por los excelentes resultados obtenidos, no solo en relación con el peso de los sujetos que se someten a esta dieta. De hecho, mediante el ayuno intermitente es posible reducir el estrés oxidativo, mejorar el rendimiento mnemotécnico del cerebro e incluso fortalecer el cuerpo contra las enfermedades.

Siendo una disciplina bastante reciente, la ciencia todavía está haciendo estudios en profundidad en relación con la eficacia y efectividad efectivas del ayuno intermitente.

4.2.1 – Una teoría de premio Nobel

El concepto detrás del ayuno intermitente en 2016 permitió al japonés Yoshinori Ohsumi obtener el Premio Nobel de Fisiología y Medicina. Yoshinori Ohsumi, de hecho, descubrió que las células sanas son autofágicas, mientras que las no sanas, no lo son. Por lo tanto, el cuerpo humano necesita períodos de ayuno, incluso cortos, para permitir que las células sanas eliminen las células no saludables.

La investigación y las teorías llevadas a cabo por Yoshinori Ohsumi son mucho más complicadas que este simple concepto, pero a partir de este punto nacen nuevas teorías sobre el ayuno intermitente.

Por lo tanto, el cuerpo debe imaginarse como una máquina capaz de autolimpiarse y autoprotegerse, pero para ello necesita intervalos de tiempo sin ningún tipo de ingesta de alimentos: es precisamente de las comidas que se deriva la ingesta constante de células no saludables. Por lo tanto, el científico japonés descubrió los mecanismos detrás de la autofagia, enumerando todas las ventajas relacionadas con este proceso.

4.2.2 – Las dificultades de quienes confían en esta teoría y sus posteriores beneficios.

Por las mismas razones observadas para la dieta cetogénica cíclica, la amplia gama de alimentos que se pueden insertar en un ayuno intermitente representa tanto una ventaja como una desventaja. La libertad de elección es quizás la característica más buscada por los sujetos sometidos a este tipo de dieta, pero al mismo tiempo puede representar un obstáculo para aquellos que no pueden seguir las tablas nutricionales.

La verdadera ventaja del ayuno intermitente, sin embargo, está en el cerebro. De hecho, aunque algunos sujetos se quejan de letargo, ocurre exactamente lo contrario dentro del cerebro. Las funciones cerebrales son estimuladas y las células sanas restauran la situación cerebral óptima, mejorando el aprendizaje y mejorando las capacidades cognitivas y mnemónicas. La fatiga y el letargo, por lo tanto, pueden ocurrir solo durante la primera fase del ayuno intermitente, es decir, durante el abordaje, y se deben esencialmente a la adaptación del cuerpo a la nueva dieta. Una vez que se superan las dificultades iniciales, por lo tanto, el cuerpo solo se beneficia de esta nueva metodología nutricional.

Conclusiones

La dieta cetogénica, de este modo, representa una de las ciencias nutricionales más difundidas en el mundo. A pesar de haber nacido como una cura y tratamiento de uno de los trastornos neurológicos más problemáticos, la epilepsia, hoy en día se puede definir como una ciencia integral. Otras numerosas teorías y descubrimientos han surgido a su alrededor, dando lugar incluso a excelentes premios, como el obtenido por Yoshinori Ohsumi en 2016.

Al tratarse de una dieta basada exclusivamente en la reacción del cuerpo y en la inducción del estado de cetosis, la dieta cetogénica debe ser realizada bajo la supervisión de un médico nutricionista.

Adaptándose al paciente que decide adoptarla: el incumplimiento de los valores nutricionales puede hacer que el cambio metabólico se salte o desaparezca por completo, lo que provoca los efectos secundarios de la dieta y, sobre todo, sin obtener ningún beneficio.

Para los sujetos más tenaces y más rígidos desde el punto de vista alimenticio, es posible recurrir a dietas aún más complicadas, como la dieta cetogénica cíclica y el ayuno intermitente. El primero, diseñado inicialmente para atletas y posteriormente adaptado a otros sujetos, puede llevar a situaciones de obesidad si no se realiza correctamente, mientras que el segundo es muy difícil de superar, previendo intervalos del tiempo total de ayuno, que aún así implica también importantes beneficios para el cerebro.

Una vez que se percibe el complejo mecanismo en el que se basan estas teorías, el paciente puede tener una idea de qué dieta seguir y puede decidir implementarla junto con su especialista de confianza.